67 Recetas de Jugos Orgánicos Para la Enfermedad Renal:

Solucione Sus Problemas Renales Sin Píldoras o Medicinas

Por

Joe Correa CSN

DERECHOS DE AUTOR

Esta publicación está diseñada para proveer información precisa y autoritaria respecto al tema en cuestión. Es vendido con el entendimiento de que ni el autor ni el editor están envueltos en brindar consejo médico. Si éste fuese necesario, consultar con un doctor. Este libro es considerado una guía y no debería ser utilizado en ninguna forma perjudicial para su salud. Consulte con un médico antes de iniciar este plan nutricional para asegurarse que sea correcto para usted.

RECONOCIMIENTOS

Este libro está dedicado a mis amigos y familiares que han tenido una leve o grave enfermedad, para que puedan encontrar una solución y hacer los cambios necesarios en su vida.

67 Recetas de Jugos Orgánicos Para la Enfermedad Renal:

Solucione Sus Problemas Renales Sin Píldoras o Medicinas

Por

Joe Correa CSN

CONTENIDOS

ACERCA DEL AUTOR

Luego de años de investigación, honestamente creo en los efectos positivos que una nutrición apropiada puede tener en el cuerpo y la mente. Mi conocimiento y experiencia me han ayudado a vivir más saludablemente a lo largo de los años y los cuales he compartido con familia y amigos. Cuanto más sepa acerca de comer y beber saludable, más pronto querrá cambiar su vida y sus hábitos alimenticios.

La nutrición es una parte clave en el proceso de estar saludable y vivir más, así que empiece ahora. El primer paso es el más importante y el más significativo.

INTRODUCCIÓN

67 Recetas de Jugos Orgánicos Para la Enfermedad Renal: Solucione Sus Problemas Renales Sin Píldoras o Medicinas

Por Joe Correa CSN

Como probablemente sepa, riñones saludables ayudan a remover diferentes formas de desechos y fluidos del cuerpo a través de la orina. Estos desechos usualmente incluyen químicos, medicaciones y otras substancias que permanecen en la sangre luego de la digestión. Además, los riñones saludables producen una forma activa de vitamina D, regulan el balance de agua y minerales como el fósforo, potasio y sodio en la sangre, y producen una substancia química llamada renina. La renina es utilizada por el cuerpo para regular la presión sanguínea.

La enfermedad renal es definida como una forma de anormalidad en estos órganos. Estas anormalidades previenen la función renal normal, y conllevan a condiciones médicas serias, principalmente que los desechos se queden en el cuerpo. Sin un tratamiento apropiado, la enfermedad renal puede llevar hacia la falla renal completa, y una condición peligrosa para la vida.

Las causas principales de la enfermedad renal son la diabetes, presión arterial alta, infecciones del tracto urinario, exceso del uso de ciertas drogas, enfermedad heredada, y obviamente, una dieta poco saludable, basada en alimentos altamente procesados y repletos de químicos. Para mantener sus riñones saludables y prevenir complicaciones, usted necesita aprender a reconocer los primeros síntomas relacionados a la enfermedad renal. Estos síntomas incluyen el mal sueño, inflamación de tobillos, vómitos, debilidad general y falta de energía, falta de aliento y problemas urinarios. Todos estos síntomas deberían ser examinados por su médico para determinar la causa.

Como con cualquier otra condición médica, la enfermedad renal se relaciona con una dieta pobre y un estilo de vida poco saludable. Investigadores han descubierto numerosas relaciones entre la inflamación y ciertas comidas, que son capaces de prevenir condiciones crónicas y degenerativas. Los alimentos como los pimientos, repollo, coliflor, ajo, manzanas, arándanos, frambuesas, cerezas y uvas, son ricos en antioxidantes, que pueden neutralizar los radicales libres y proteger el cuerpo. Estos alimentos son la base de una dieta saludable y beneficiosa para el riñón, y debería estar incluidos en sus comidas y jugos cada día.

Por esta razón, he creado estas recetas deliciosas de jugos, basadas en ingredientes que han sido probados de limpiar el cuerpo y mejorar la función renal. Estas recetas están diseñadas para caber fácilmente en su cronograma diario y satisfacer los gustos más severos. Tome su dosis de nutrientes cada día y dele a sus riñones lo que necesitan para funcionar apropiadamente.

67 RECETAS DE JUGOS ORGÁNICOS PARA LA ENFERMEDAD RENAL: SOLUCIONE SUS PROBLEMAS RENALES SIN PÍLDORAS O MEDICINAS

1.   Jugo de Manzana y Limón

Ingredientes:

1 manzana Dorada Deliciosa pequeña, sin centro y en trozos

1 limón entero, sin piel y por la mitad

1 taza de calabaza, en cubos

1 zanahoria grande, en rodajas

1 taza de berro, en trozos

Preparación:

Lavar la manzana y cortarla por la mitad. Remover el centro y trozar. Dejar a un lado.

Pelar el limón y cortarlo por la mitad. Dejar a un lado.

Cortar la parte superior de la calabaza. Cortar por la mitad y remover las semillas. Cortar un gajo grande y pelarlo. Cortar en cubos y rellenar un vaso medidor. Reservar el resto en la nevera.

Lavar y pelar la zanahoria. Cortar en rodajas finas y dejar a un lado.

Lavar el berro bajo agua fría. Colar y trozar. Dejar a un lado.

Combinar la manzana, limón, calabaza, zanahoria y berro en una juguera, y pulsar. Transferir a un vaso y añadir hielo antes de servir.

Información nutricional por porción: Kcal: 126, Proteínas: 3.6g, Carbohidratos: 37.8g, Grasas: 0.7g

2.   Jugo de Ananá y Espinaca

Ingredientes:

1 taza de ananá, en trozos

1 taza de espinaca, en trozos

1 taza de cerezas, sin carozo

1 limón entero, sin piel

¼ cucharadita de canela, molida

1 onza de agua

Preparación:

Cortar la parte superior del ananá y pelarlo. Cortar en rodajas finas. Rellenar un vaso medidor y reservar el resto.

Lavar la espinaca bajo agua fría. Colar y trozar. Dejar a un lado.

Poner las cerezas en un colador mediano. Lavar bajo agua fría y remover las ramas. Cortarlos por la mitad y remover los carozos. Rellenar un vaso medidor y reservar el resto en la nevera.

Pelar el limón y cortarlo por la mitad. Dejar a un lado.

Combinar el ananá, espinaca, cerezas y limón en una juguera, y pulsar. Transferir a un vaso y añadir el agua.

Agregar hielo picado y servir inmediatamente.

Información nutricional por porción: Kcal: 196, Proteínas: 9.2g, Carbohidratos: 59.3g, Grasas: 1.5g

3.   Jugo de Cantalupo y Pepino

Ingredientes:

1 taza de cantalupo, sin piel y en trozos

1 pepino grande

1 taza de palta, sin piel ni carozo

1 limón grande, sin piel

Preparación:

Cortar el cantalupo por la mitad. Remover las semillas y pulpa. Cortar dos gajos y pelarlos. Trozar y dejar a un lado. Reservar el resto en la nevera.

Lavar el pepino y cortarlo en rodajas gruesas. Dejar a un lado.

Pelar la palta y cortarla por la mitad. Remover el carozo y trozar. Dejar a un lado.

Pelar el limón y cortarlo por la mitad. Dejar a un lado.

Procesar el cantalupo, pepino, palta y limón en una juguera.

Transferir a un vaso y añadir agua para ajustar el espesor.

Agregar hielo y servir inmediatamente.

Información nutricional por porción: Kcal: 292, Proteínas: 6.8g, Carbohidratos: 41.5g, Grasas: 22.2g

4.   Jugo de Chirivías y Zanahoria

Ingredientes:

1 taza de chirivías, en rodajas

1 zanahoria grande, en rodajas

1 taza de coliflor, en trozos

1 taza de hinojo, recortado y en trozos

1 lima entera, sin piel

Preparación:

Lavar y pelar las chirivías y zanahoria. Cortar en rodajas finas y rellenar un vaso medidor. Reservar el resto.

Lavar la coliflor y recortar las hojas externas. Trozar y rellenar un vaso medidor. Reservar el resto.

Recortar los tallos de hinojo y capas marchitas. Lavar y trozar. Rellenar un vaso medidor y reservar el resto. Dejar a un lado.

Pelar la lima y cortarla por la mitad. Dejar a un lado.

Combinar las chirivías, zanahoria, coliflor, hinojo y lima en una juguera. Pulsar.

Transferir a un vaso y refrigerar 10 minutos antes de servir.

Agregar cúrcuma o jengibre para más sabor.

Información nutricional por porción: Kcal: 141, Proteínas: 5.6g, Carbohidratos: 46.2g, Grasas: 1.1g

5.   Jugo de Pomelo y Brócoli

Ingredientes:

1 pomelo grande, sin piel

1 taza de brócoli

1 damasco grande, sin carozo

1 banana grande

Preparación:

Pelar el pomelo y trozarlo. Dejar a un lado.

Poner el brócoli en un colador, y lavar bajo agua fría. Trozar y dejar a un lado.

Lavar el damasco y cortarlo por la mitad. Remover el carozo y trozar. Dejar a un lado.

Pelar la banana y trozar. Dejar a un lado.

Procesar el pomelo, brócoli, damasco y banana en una juguera. Transferir a un vaso y refrigerar 30 minutos antes de servir.

Información nutricional por porción: Kcal: 229, Proteínas: 6.5g, Carbohidratos: 67.2g, Grasas: 1.3g

6.   Jugo de Brotes de Bruselas y Perejil

Ingredientes:

1 taza de Brotes de Bruselas, en trozos

1 taza de perejil, en trozos

2 puerros enteros, en trozos

2 kiwis enteros, en trozos

Un puñado de espinaca, en trozos

½ taza de agua

Preparación:

Lavar los brotes de Bruselas y recortar las hojas externas. Cortar por la mitad y dejar a un lado.

Lavar el perejil bajo agua fría y dejar a un lado.

Lavar los puerros y trozarlos. Dejar a un lado.

Pelar los kiwis y cortarlos por la mitad. Dejar a un lado.

Lavar la espinaca y dejar a un lado.

Procesar los brotes de Bruselas, perejil, puerros, kiwis y espinaca en una juguera. Transferir a un vaso y añadir el agua.

Refrigerar 5 minutos antes de servir.

Información nutricional por porción: Kcal: 207, Proteínas: 9.8g, Carbohidratos: 58.1g, Grasas: 2.1g

7.   Jugo de Naranja y Zanahoria

Ingredientes:

1 naranja grande, sin piel

1 zanahoria grande, en rodajas

1 taza de zapallo calabaza, en cubos

1 limón entero, sin piel

1 taza de pepino, en rodajas

¼ cucharadita de cúrcuma, molida

Preparación:

Pelar la naranja y dividirla en gajos. Cortar cada gajo por la mitad y dejar a un lado.

Lavar y pelar la zanahoria. Cortar en rodajas finas y dejar a un lado.

Lavar la calabaza y cortar en cubos pequeños. Rellenar un vaso medidor y reservar el resto en la nevera. Dejar a un lado.

Pelar el limón y cortarlo por la mitad. Dejar a un lado.

Lavar el pepino y cortarlo en rodajas finas. Rellenar un vaso medidor y reservar el resto.

Combinar la naranja, zanahoria, calabaza, limón y pepino en una juguera, y pulsar. Transferir a un vaso y añadir la cúrcuma.

Agregar hielo picado y servir inmediatamente.

Información nutricional por porción: Kcal: 127, Proteínas: 4.6g, Carbohidratos: 40.7g, Grasas: 0.9g

8.   Jugo de Pepino y Alcachofa

Ingredientes:

1 taza de verdes de nabo

1 pepino grande

1 cabeza de alcachofa grande

5 varas de espárragos grandes

Preparación:

Lavar el pepino y cortarlo en rodajas gruesas. Dejar a un lado.

Recortar la hoja externa de la alcachofa. Trozar y dejar a un lado.

Lavar los verdes de nabo y trozarlos. Dejar a un lado.

Lavar las varas de espárragos y recortar las puntas. Trozar y dejar a un lado.

Procesar el pepino, alcachofa, verdes de nabo y espárragos en una juguera.

Transferir a vasos y añadir algunos cubos de hielo antes de servir.

Información nutricional por porción: Kcal: 101, Proteínas: 10.1g, Carbohidratos: 35.8g, Grasas: 0.8g

9.   Jugo de Mango y Damasco

Ingredientes:

1 taza de mango, en trozos

3 damascos enteros, en trozos

1 taza de moras

1 taza de espinaca fresca, en trozos

1 lima entera, sin piel

Preparación:

Pelar el mango y trozar. Rellenar un vaso medidor y reservar el resto. Dejar a un lado.

Lavar los damascos y cortarlos por la mitad. Remover los carozos y trozar. Dejar a un lado.

Lavar las moras usando un colador. Colar y dejar a un lado.

Lavar la espinaca bajo agua fría. Colar y trozar. Dejar a un lado.

Pelar la lima y cortarla por la mitad. Dejar a un lado.

Combinar el mango, damascos, moras, espinaca y lima en una juguera. Pulsar, transferir a un vaso y refrigerar 10 minutos antes de servir.

Información nutricional por porción: Kcal: 201, Proteínas: 11.1g, Carbohidratos: 61.5g, Grasas: 2.6g

10. Jugo de Apio y Menta

Ingredientes:

5 tallos pequeños de apio

¼ taza de menta fresca

¼ taza de espinaca fresca

1 lima grande, sin piel

3 onzas de agua de coco

Preparación:

Lavar los tallos de apio y trozar. Dejar a un lado.

Combinar la menta y espinaca en un colador grande. Lavar bajo agua fría y colar. Trozar y dejar a un lado.

Pelar la lima y cortarla por la mitad. Dejar a un lado.

Combinar la lima, apio, espinaca y menta en una juguera, y pulsar.

Transferir a un vaso y añadir el agua de coco. Refrigerar 20 minutos antes de servir.

Información nutricional por porción: Kcal: 45, Proteínas: 2.2g, Carbohidratos: 16.8g, Grasas: 1.6g

11.   Jugo de Limón y Pimiento

Ingredientes:

1 limón grande, sin piel

½ pimiento rojo, sin semillas

½ pimiento amarillo, sin semillas

1 manzana verde, sin centro

2 cucharadas de semillas de chía

Preparación:

Pelar el limón y cortarlo por la mitad. Ponerlo en un tazón y dejar a un lado.

Lavar el pimiento y cortarlo por la mitad. Remover las semillas y cortar una mitad de cada uno en un tazón. Reservar el resto.

Lavar la manzana y remover el centro. Trozar y dejar a un lado.

Procesar el limón, pimientos y manzana en una juguera. Transferir a un vaso y añadir las semillas de chía.

Refrigerar 15 minutos y revolver nuevamente. Agregar agua para ajustar el espesor.

Información nutricional por porción: Kcal: 136, Proteínas: 4.3g, Carbohidratos: 31.2g, Grasas: 6.1g

12.   Jugo de Ananá y Limón

Ingredientes:

1 taza de ananá, sin piel

½ limón grande, sin piel

1 taza de sandía, sin piel ni semillas

½ cucharadita de jengibre, molido

Preparación:

Cortar la parte superior del ananá y pelarlo. Cortar en rodajas finas. Rellenar un vaso medidor y reservar el resto.

Pelar el limón y cortarlo por la mitad. Reservar una mitad en la nevera. Dejar a un lado.

Combinar los ingredientes en una juguera, y pulsar.

Transferir a vasos y agregar algunos cubos de hielo. Servir inmediatamente.

Información nutricional por porción: Kcal: 41, Proteínas: 1.4g, Carbohidratos: 10.2g, Grasas: 0.1g

13.   Jugo de Pepino y Pera

Ingredientes:

2 pepinos grandes

1 pera grande, sin centro

1 taza de uvas negras

1 lima, sin piel

Preparación:

Lavar los pepinos y cortarlos en rodajas finas. Dejar a un lado.

Lavar la pera y cortarla por la mitad. Remover el centro y trozar. Dejar a un lado.

Lavar las uvas y remover las semillas. Dejar a un lado.

Pelar la lima y cortarla por la mitad. Dejar a un lado.

Combinar los pepinos, pera, uvas y lima en una juguera, y pulsar.

Transferir a un vaso y refrigerar 5 minutos antes de servir.

Información nutricional por porción: Kcal: 113, Proteínas: 18.3g, Carbohidratos: 31.3g, Grasas: 0.1g

14.   Jugo de Repollo y Limón

Ingredientes:

1 taza de repollo verde

1 limón grande, sin piel

Un puñado de espinaca

1 cabeza de alcachofa mediana

1 pepino grande

Preparación:

Lavar el repollo y espinaca bajo agua fría, y romper con las manos. Dejar a un lado.

Pelar el limón y cortarlo por la mitad. Dejar a un lado.

Recortar la hoja externa de la alcachofa. Trozar y dejar a un lado.

Lavar el pepino y cortarlo en rodajas gruesas. Dejar a un lado.

Procesar el repollo, limón, espinaca, pepino y alcachofa en una juguera.

Transferir a vasos y añadir hielo.

Información nutricional por porción: Kcal: 99, Proteínas: 8.8g, Carbohidratos: 36.4g, Grasas: 0.9g

15.   Jugo de Col Rizada y Lechuga

Ingredientes:

1 taza de col rizada fresca

1 taza de Lechuga romana

1 taza de Acelga

1 tomate grande

1 bulbo de hinojo grande

1 taza de verdes de ensalada

Preparación:

Lavar la col rizada, lechuga, acelga y verdes de ensalada bajo agua fría. Trozar y dejar a un lado.

Lavar el tomate y cortarlo en cuartos. Dejar a un lado.

Lavar el bulbo de hinojo y recortar las capas marchitas. Trozar y dejar a un lado.

Procesar la col rizada, lechuga, acelga, tomate, hinojo y verdes de ensalada en una juguera.

Transferir a vasos y refrigerar 15 minutos antes de servir.

Información nutricional por porción: Kcal: 106, Proteínas: 9.7g, Carbohidratos: 34.8g, Grasas: 1.8g

16.   Jugo de Alcachofa y Batata

Ingredientes:

1 cabeza de alcachofa grande

1 taza de batatas, en cubos

1 puñado grande de espinaca

1 taza de verdes de nabo, en trozos

1 taza de albahaca, en trozos

2 onzas de agua

¼ cucharadita de Sal Himalaya

Preparación:

Recortar las hojas externas de la alcachofa. Trozar y dejar a un lado.

Pelar la batata y trozarla. Dejar a un lado.

Combinar la espinaca, verdes de nabo y albahaca en un colador, y lavar bajo agua fría. Colar y trozar. Dejar a un lado.

Procesar la alcachofa, batata, espinaca, verdes de nabo y albahaca en una juguera. Transferir a un vaso y añadir el agua y sal Himalaya.

Agregar hielo y servir inmediatamente.

Información nutricional por porción: Kcal: 202, Proteínas: 18.6g, Carbohidratos: 60.7g, Grasas: 1.9g

17.   Jugo Verde de Limón y Manzana

Ingredientes:

1 limón entero, sin piel

2 manzanas verdes, sin centro

½ taza de col rizada fresca

1 pera grande, sin centro

Preparación:

Pelar el limón y cortarlo por la mitad. Dejar a un lado.

Lavar la manzana y cortarla por la mitad. Remover el centro y trozar. Dejar a un lado.

Lavar la col rizada bajo agua fría. Colar y trozar. Dejar a un lado.

Lavar la pera y cortarla por la mitad. Remover el centro y trozar. Dejar a un lado.

Combinar el limón, manzana, col rizada y pera en una juguera, y pulsar.

Transferir a un vaso y añadir algunos cubos de hielo antes de servir.

Información nutricional por porción: Kcal: 120, Proteínas: 3.2g, Carbohidratos: 62.5g, Grasas: 1.2g

18.   Jugo de Brócoli y Zanahoria

Ingredientes:

½ taza de brócoli fresco, en trozos

3 zanahorias grandes

2 naranjas grandes, sin piel

4 hojas de verdes de ensalada

4 hojas de col rizada frescas

1 diente de ajo, sin piel

Preparación:

Lavar el brócoli y recortar las capas externas. Trozar y reservar el resto. Dejar a un lado.

Lavar las zanahorias y trozar.

Pelar las naranjas y dividirlas en gajos. Dejar a un lado.

Lavar los verdes de ensalada bajo agua fría y colar. Trozar y dejar a un lado.

Combinar el brócoli, zanahorias, naranjas y verdes de ensalada en una juguera, y pulsar.

Transferir a un vaso y servir inmediatamente.

Información nutricional por porción: Kcal: 171, Proteínas: 9.2g, Carbohidratos: 43.3g, Grasas: 2.3g

19.   Jugo de Brócoli y Pepino

Ingredientes:

1 taza de brócoli, en trozos

1 pepino grande

1 taza de palta, en trozos

1 limón grande, sin piel

1 lima grande, sin piel

1 onza de agua

Preparación:

Lavar el brócoli y trozarlo. Dejar a un lado.

Lavar el pepino y cortarlo en rodajas gruesas. Dejar a un lado.

Pelar la palta y cortarla por la mitad. Remover el carozo y trozar. Dejar a un lado.

Pelar el limón y lima. Cortarlos por la mitad. Dejar a un lado.

Procesar el brócoli, pepino, palta, limón y lima en una juguera. Transferir a vasos y añadir el agua.

Agregar hielo y servir inmediatamente.

Información nutricional por porción: Kcal: 281, Proteínas: 8.3g, Carbohidratos: 38.8g, Grasas: 22.8g

20.   Jugo de Remolacha y Cúrcuma

Ingredientes:

1 taza de verdes de remolacha, en trozos

¼ cucharadita de cúrcuma, molida

2 tazas de perejil, en trozos

1 pepino entero, en rodajas

1 taza de apio, en trozos

1 puerro entero, en trozos

¼ cucharadita de comino, molido

Preparación:

Combinar los verdes de remolacha y perejil en un colador grande. Lavar bajo agua fría y colar. Trozar y dejar a un lado.

Lavar el pepino y cortarlo en rodajas finas. Dejar a un lado.

Lavar el apio y trozarlo. Rellenar un vaso medidor y reservar el resto en la nevera. Dejar a un lado.

Lavar el puerro y trozarlo. Dejar a un lado.

Combinar el perejil, verdes de remolacha, pepino, apio y puerro en una juguera, y pulsar. Transferir a un vaso y añadir la cúrcuma y comino.

Servir inmediatamente.

Información nutricional por porción: Kcal: 127, Proteínas: 8.4g, Carbohidratos: 35.7g, Grasas: 1.7g

21.   Jugo de Pepino y Ananá

Ingredientes:

1 pepino grande

1 taza de ananá, en trozos

3 tallos de apio

½ taza de espinaca fresca

¼ cucharadita de jengibre, molido

¼ cucharadita de cúrcuma, molida

Preparación:

Lavar el pepino y cortarlo en rodajas finas. Dejar a un lado.

Cortar la parte superior del ananá y pelarlo. Cortar en rodajas finas. Rellenar un vaso medidor y reservar el resto.

Lavar el apio y trozarlo. Dejar a un lado.

Lavar la espinaca bajo agua fría, y colar. Trozar y dejar a un lado.

Combinar el pepino, ananá, apio y espinaca en una juguera, y pulsar.

Transferir a vasos y añadir la cúrcuma y jengibre.

Servir inmediatamente.

Información nutricional por porción: Kcal: 109, Proteínas: 3.3g, Carbohidratos: 61.2g, Grasas: 1.3g

22.   Jugo de Naranja y Pepino

Ingredientes:

1 taza de brócoli, en trozos

2 naranjas grandes, sin piel

1 pepino grande, sin piel

1 zanahoria grande

Preparación:

Lavar el brócoli y recortar las hojas externas. Trozar y rellenar un vaso medidor. Reservar el resto en la nevera.

Pelar las naranjas y dividirlas en gajos. Dejar a un lado.

Lavar el pepino y cortarlo en rodajas finas. Dejar a un lado.

Combinar el brócoli, naranjas, pepino y zanahoria en una juguera, y pulsar.

Transferir a vasos y agregar algunos cubos de hielo.

Servir inmediatamente.

Información nutricional por porción: Kcal: 68, Proteínas: 2.3g, Carbohidratos: 19.7g, Grasas: 0.1g

23. Jugo de Manzana y Jengibre

Ingredientes:

1 manzana Granny Smith grande, sin centro y en trozos

1 nudo de jengibre pequeño, sin piel

1 taza de apio, en trozos

1 taza de menta fresca, en trozos

¼ cucharadita de miel líquida

1 onza de agua

Preparación:

Lavar la manzana y cortarla por la mitad. Remover el centro y trozar. Dejar a un lado.

Pelar el nudo de jengibre y trozar. Dejar a un lado.

Lavar el apio y trozarlo. Rellenar un vaso medidor y reservar el resto.

Lavar la menta bajo agua fría, colar y trozar.

Combinar la manzana, jengibre, apio y menta en una juguera, y pulsar. Transferir a un vaso y añadir la miel y agua.

Refrigerar 5 minutos antes de servir.

Información nutricional por porción: Kcal: 121, Proteínas: 2.6g, Carbohidratos: 35.8g, Grasas: 0.8g

24.   Jugo de Cebolla de Verdeo y Pimiento

Ingredientes:

1 cebolla de verdeo mediana

1 pimiento grande, sin semillas

1 taza de tomates cherry

1 diente de ajo, sin piel

¼ cucharadita de Pimienta cayena, molida

¼ cucharadita de sal

Un puñado de cilantro fresco

Preparación:

Lavar la cebolla de verdeo y trozar. Dejar a un lado.

Lavar el pimiento y cortarlo por la mitad. Remover las semillas y trozar. Dejar a un lado.

Lavar el cilantro y romper con las manos. Dejar a un lado.

Lavar los tomates cherry y ponerlos en un tazón. Cortar por la mitad y reservar el jugo. Dejar a un lado.

Pelar el ajo y dejar a un lado.

Procesar la cebolla de verdeo, pimiento, cilantro, tomates y ajo en una juguera.

Transferir a un vaso y añadir la pimienta cayena y sal.

Refrigerar 5 minutos y servir.

Información nutricional por porción: Kcal: 41, Proteínas: 2.8g, Carbohidratos: 11.5g, Grasas: 0.6g

25.   Jugo de Manzana Verde

Ingredientes:

1 taza de uvas verdes

1 manzana Granny Smith, sin centro

3 zanahorias grandes

1 limón grande, sin piel

Un puñado de espinaca

2 onzas de agua

Preparación:

Lavar las uvas y dejar a un lado.

Lavar la manzana y remover el centro. Trozar y dejar a un lado.

Lavar las zanahorias y cortar en rodajas gruesas. Dejar a un lado.

Pelar el limón y cortarlo por la mitad. Dejar a un lado.

Lavar la espinaca bajo agua fría, trozarla y dejar a un lado.

Combinar las uvas, manzana, zanahorias, limón y espinaca en una juguera, y pulsar. Transferir a un vaso y añadir el agua.

Refrigerar 10 minutos antes de servir.

Información nutricional por porción: Kcal: 208, Proteínas: 1.4g, Carbohidratos: 62.6g, Grasas: 1.4g

26.   Jugo de Brócoli y Zanahoria

Ingredientes:

1 taza de brócoli fresco

4 zanahorias grandes

1 manzana verde grande, sin centro

1 cucharadita de raíz de jengibre

2 tazas de coliflor, en trozos

Preparación:

Lavar el brócoli y recortar las hojas externas. Trozar y rellenar un vaso medidor. Reservar el resto en la nevera.

Lavar las zanahorias y cortarlas en rodajas finas. Dejar a un lado.

Lavar la manzana y cortarla por la mitad. Remover el centro y trozar. Dejar a un lado.

Pelar la raíz de jengibre y dejar a un lado.

Lavar la coliflor y recortar las hojas externas. Trozar y dejar a un lado.

Combinar el brócoli, zanahorias, manzana, jengibre y coliflor en una juguera, y pulsar.

Transferir a vasos y decorar con menta.

Información nutricional por porción: Kcal: 136, Proteínas: 6.3g, Carbohidratos: 42.8g, Grasas: 1.2g

27.   Jugo de Manzana y Espinaca

Ingredientes:

1 manzana grande, sin centro

1 taza de espinaca fresca

1 cucharada de semillas de chía

¼ cucharadita de canela, molida

Preparación:

Lavar la manzana y cortarla por la mitad. Remover el centro y trozar. Dejar a un lado.

Lavar la espinaca bajo agua fría. Colar y trozar. Dejar a un lado.

Combinar la manzana, espinaca y chía en una juguera, y pulsar.

Transferir a vasos y añadir la canela.

Refrigerar 10 minutos y servir.

Información nutricional por porción: Kcal: 121, Proteínas: 4.3g, Carbohidratos: 27.8g, Grasas: 5.3g

28.   Jugo de Pera y Zanahoria

Ingredientes:

1 pera grande, sin centro

3 zanahorias grandes

1 pepino mediano

1 limón grande, sin piel

¼ taza de menta fresca

½ taza de brócoli

½ cucharadita de jengibre, molido

½ cucharadita de polvo de té verde

2 onzas de agua

Preparación:

Lavar la pera y cortarla por la mitad. Remover el centro y trozar. Dejar a un lado.

Lavar las zanahorias y pepino. Cortar en rodajas finas y dejar a un lado.

Pelar el limón y cortarlo por la mitad. Dejar a un lado.

Combinar la pera, zanahorias, pepino, limón, menta, jengibre y brócoli en una juguera, y pulsar.

Mezclar el agua con el té verde en un vaso, y añadir el jugo.

Mezclar y agregar algunos cubos de hielo. Servir inmediatamente.

Información nutricional por porción: Kcal: 141, Proteínas: 5.5g, Carbohidratos: 45.7g, Grasas: 0.9g

29.   Jugo de Berro y Calabaza

Ingredientes:

1 taza de berro, en trozos

1 taza de calabaza, en trozos

1 taza de tomates cherry, por la mitad

1 taza de verdes de ensalada, en trozos

1 pepino grande

Preparación:

Combinar el berro y verdes de ensalada en un colador, y lavar bien. Romper con las manos y dejar a un lado.

Pelar la calabaza y cortarla por la mitad. Remover las semillas, cortar un gajo grande y pelarlo. Trozar y dejar a un lado. Reservar el resto.

Lavar los tomates y ponerlo en un tazón. Cortar por la mitad y reservar el jugo. Dejar a un lado.

Lavar el pepino y cortarlo en rodajas gruesas. Dejar a un lado.

Procesar el berro, verdes de ensalada, calabaza, tomates y pepino en una juguera. Transferir a un vaso y añadir el jugo de tomate. Agregar hielo antes de servir.

Información nutricional por porción: Kcal: 96, Proteínas: 6.4g, Carbohidratos: 27.4g, Grasas: 1g

30.   Jugo de Calabacín y Espárragos

Ingredientes:

2 calabacines medianos, en rodajas

6 tallos medianos de espárragos, recortados y en trozos

3 tomates roma, en trozos

4 zanahorias grandes, en rodajas

Preparación:

Lavar el calabacín y cortarlo en rodajas finas. Dejar a un lado.

Lavar los espárragos y recortar las puntas. Trozar y dejar a un lado.

Lavar los tomates y trozarlos. Reservar el jugo.

Lavar las zanahorias y cortarlas en rodajas finas. Dejar a un lado.

Combinar los ingredientes en una juguera, y pulsar.

Transferir a vasos y servir inmediatamente.

Información nutricional por porción: Kcal: 92, Proteínas: 5.4g, Carbohidratos: 27.3g, Grasas: 0.9g

31. Jugo de Apio y Manzana

Ingredientes:

3 tallos de apio

1 manzana verde grande, sin centro

1 limón grande, sin piel

½ taza de cilantro

½ cucharadita de jengibre, molido

Preparación:

Lavar el apio y trozarlo. Dejar a un lado.

Lavar la manzana y cortarla por la mitad. Remover el centro y trozar. Dejar a un lado.

Pelar el limón y cortarlo por la mitad. Dejar a un lado.

Combinar el apio, manzana, limón y cilantro en una juguera. Pulsar, transferir a un vaso y añadir el jengibre.

Agregar algunos cubos de hielo y servir inmediatamente.

Información nutricional por porción: Kcal: 73, Proteínas: 2.2g, Carbohidratos: 26.7g, Grasas: 0.1g

32.   Jugo de Chía y Zanahoria

Ingredientes:

3 zanahorias grandes

2 manzanas grandes, sin centro

½ cucharadita de jengibre, molido

1 cucharada de semillas de chía

Preparación:

Lavar las zanahorias y cortarlas en rodajas finas. Dejar a un lado.

Lavar las manzanas y cortarlas por la mitad. Remover el centro y trozar. Dejar a un lado.

Combinar las zanahorias, manzanas y jengibre en una juguera, y pulsar.

Transferir a un vaso y añadir las semillas de chía. Agregar algunos cubos de hielo.

Información nutricional por porción: Kcal: 177, Proteínas: 3.2g, Carbohidratos: 28.4g, Grasas: 4.6g

33. Jugo de Col Rizada y Manzana

Ingredientes:

1 hinojo mediano

½ taza de col rizada fresca

1 manzana verde grande, sin centro

4 mandarinas, sin piel

Preparación:

Lavar la col rizada bajo agua fría, colar y dejar a un lado.

Lavar la manzana y cortarla por la mitad. Remover el centro y trozar. Dejar a un lado.

Pelar las mandarinas y dividirlas en gajos. Dejar a un lado.

Recortar las hojas externas del hinojo. Lavar y trozar. Dejar a un lado.

Combinar la col rizada, manzana, mandarinas e hinojo en una juguera, y pulsar.

Transferir a vasos y agregar algunos cubos de hielo, o refrigerar antes de usar.

Información nutricional por porción: Kcal: 121, Proteínas: 4.3g, Carbohidratos: 31.3g, Grasas: 1.3g

34. Jugo de Lima y Pepino

Ingredientes:

1 lima grande, sin piel

1 pepino grande

½ taza de col rizada fresca

1 tallo de apio

1 pimiento jalapeño pequeño, sin semillas

Preparación:

Pelar la lima y cortarla por la mitad. Dejar a un lado.

Lavar el pepino y cortarlo en rodajas finas. Dejar a un lado.

Lavar la col rizada bajo agua fría. Colar y dejar a un lado.

Lavar el apio y trozarlo. Dejar a un lado.

Combinar la lima, pepino, col rizada y apio en una juguera, y pulsar. Agregar agua de coco si está muy picante.

Transferir a un vaso y añadir algunos cubos de hielo.

Servir inmediatamente.

Información nutricional por porción: Kcal: 171, Proteínas: 3.2g, Carbohidratos: 47.3g, Grasas: 1.3g

35.   Jugo de Granada y Calabaza

Ingredientes:

1 taza de semillas de granada

1 taza de calabaza, en cubos

1 naranja mediana, sin piel

3 ciruelas enteras, sin carozo y en trozos

¼ cucharadita de jengibre, molido

1 onza de agua

Preparación:

Cortar la parte superior de la granada y deslizar hacia las membranas blancas. Remover las semillas a un vaso medidor y dejar a un lado.

Cortar la parte superior de la calabaza. Cortar por la mitad y remover las semillas. Cortar un gajo grande y pelarlo. Cortar en cubos y rellenar un vaso medidor. Reservar el resto en la nevera.

Lavar las ciruelas y cortarlas por la mitad. Remover los carozos y trozar. Dejar a un lado.

Pelar la naranja y dividirla en gajos. Cortar cada gajo por la mitad y dejar a un lado.

Combinar la granada, calabaza, ciruelas y naranja en una juguera. Pulsar, transferir a un vaso y añadir el jengibre y agua.

Refrigerar 5 minutos antes de servir.

Información nutricional por porción: Kcal: 214, Proteínas: 5.2g, Carbohidratos: 61.8g, Grasas: 1.8g

36. Jugo de Kiwi y Pepino

Ingredientes:

2 kiwis, sin piel

1 pepino grande

1 taza de frutillas frescas

1 lima entera, sin piel

2 cucharadas de menta fresca

Preparación:

Pelar los kiwis y cortarlos por la mitad. Dejar a un lado.

Lavar el pepino y cortarlo en rodajas finas. Dejar a un lado.

Lavar las frutillas y remover las hojas. Trozar y dejar a un lado.

Pelar la lima y cortarla por la mitad. Dejar a un lado.

Combinar los kiwis, pepino, frutillas, lima y menta en una juguera, y pulsar.

Transferir a vasos y refrigerar antes de usar.

Información nutricional por porción: Kcal: 91, Proteínas: 3.1g, Carbohidratos: 29.9g, Grasas: 0.9g

37.   Jugo de Remolacha e Hinojo

Ingredientes:

1 taza de remolacha, en trozos

1 taza de hinojo, en rodajas

2 tomates grandes, sin piel

1 cucharada de menta fresca, en trozos

1 taza de lechuga roja, rallada

½ cucharadita de jengibre, molido

Preparación:

Lavar la remolacha y recortar las puntas. Trozar y dejar a un lado.

Lavar el bulbo de hinojo y recortar las capas marchitas. Trozar y dejar a un lado.

Lavar los tomates y ponerlos en un tazón. Cortar en cuartos y reservar el jugo.

Lavar la lechuga y romper con las manos. Dejar a un lado.

Combinar la remolacha, hinojo, tomates, menta y lechuga en una juguera, y pulsar.

Transferir a vasos y añadir el jengibre molido

Refrigerar 10 minutos antes de servir.

Información nutricional por porción: Kcal: 111, Proteínas: 6.9g, Carbohidratos: 34.8g, Grasas: 1.2g

38.   Jugo de Apio y Col Rizada

Ingredientes:

1 taza de apio, en trozos

1 taza de col rizada fresca, en trozos

1 taza de espárragos, recortados

1 taza de verdes de mostaza, en trozos

1 limón grande

1 pepino grande

Preparación:

Lavar el apio y trozarlo. Dejar a un lado.

Combinar la col rizada y verdes de mostaza en un colador, y lavar bajo agua fría. Romper con las manos y dejar a un lado.

Lavar los espárragos y recortar las puntas. Trozar y dejar a un lado.

Pelar el limón y cortarlo por la mitad. Dejar a un lado.

Lavar el pepino y cortarlo en rodajas gruesas. Dejar a un lado.

Procesar el apio, col rizada, espárragos, verdes de mostaza, limón y pepino en una juguera.

Transferir a un vaso y añadir algunos cubos de hielo antes de servir.

Información nutricional por porción: Kcal: 107, Proteínas: 10.7g, Carbohidratos: 33g, Grasas: 1.7g

39.   Jugo de Perejil y Manzana

Ingredientes:

2 cucharadas de perejil fresco

2 manzanas grandes, sin centro

2 zanahorias grandes

½ taza de espinaca fresca

¼ cucharadita de jengibre, molido

1 cucharada de linaza

Preparación:

Combinar el perejil y espinaca en un colador grande. Lavar bajo agua fría, colar y trozar. Dejar a un lado.

Lavar las manzanas y cortarlas por la mitad. Remover el centro y trozar. Dejar a un lado.

Lavar las zanahorias y cortarlas en rodajas finas. Dejar a un lado.

Combinar el perejil, manzanas, espinaca y zanahorias en una juguera. Pulsar, transferir a un vaso y añadir el jengibre y linaza.

Agregar algunos cubos de hielo y servir.

Información nutricional por porción: Kcal: 119, Proteínas: 4.3g, Carbohidratos: 62.2g, Grasas: 2.3g

40. Jugo de Calabacín y Zanahoria

Ingredientes:

1 calabacín mediano, en trozos

1 zanahoria grande, en rodajas

1 alcachofa grande

1 lechuga roja, en trozos

1 taza de berro, en trozos

3 onzas de agua

Preparación:

Pelar el calabacín y cortarla por la mitad. Remover las semillas y trozar. Dejar a un lado.

Lavar la zanahoria y cortarla en rodajas gruesas. Dejar a un lado.

Recortar las hojas externas de la alcachofa. Trozar y dejar a un lado.

Combinar la lechuga roja y berro en un colador. Lavar bajo agua fría. Colar y romper con las manos. Dejar a un lado.

Procesar el calabacín, zanahoria, alcachofa, lechuga roja y berro en una juguera. Transferir a un vaso y añadir el agua.

Puede rociar con menta fresca, pero es opcional.

Agregar algunos cubos de hielo y servir inmediatamente.

Información nutricional por porción: Kcal: 94, Proteínas: 9.4g, Carbohidratos: 31.1g, Grasas: 1.1g

41.   Jugo de Col Rizada y Calabaza

Ingredientes:

¼ taza de col rizada fresca

½ calabaza amarilla, sin piel y en trozos

1 brócoli mediano

1 manzana grande, sin centro

¼ taza de espinaca fresca

4 zanahorias pequeñas, en rodajas

Preparación:

Combinar la col rizada y espinaca en un colador grande. Lavar bajo agua fría y trozar. Dejar a un lado.

Pelar la calabaza y cortarla por la mitad. Remover las semillas y trozar. Reservar el resto en la nevera.

Lavar el brócoli y trozarlo. Dejar a un lado.

Lavar la manzana y cortarla por la mitad. Remover el centro y trozar. Dejar a un lado.

Lavar y pelar la zanahoria. Cortar en rodajas finas y dejar a un lado.

Combinar la col rizada, espinaca, calabaza, brócoli, manzana y zanahoria en una juguera. Pulsar, transferir a un vaso y añadir algunos cubos de hielo.

Servir inmediatamente.

Información nutricional por porción: Kcal: 81, Proteínas: 2.3g, Carbohidratos: 18.4g, Grasas: 0.2g

42. Jugo de Frutilla y Manzana

Ingredientes:

1 taza de frutillas

1 manzana verde grande, sin centro

3 duraznos grandes, sin carozo

¼ cucharadita de canela, molida

Preparación:

Lavar las frutillas y remover las hojas. Trozar y rellenar un vaso medidor. Reservar el resto en la nevera.

Lavar la manzana y cortarla por la mitad. Remover el centro y trozar. Dejar a un lado.

Lavar los duraznos y cortarlos por la mitad. Remover los carozos y trozar. Dejar a un lado.

Combinar las frutillas, manzana y duraznos en una juguera. Pulsar, transferir a un vaso y añadir la canela.

Refrigerar 10 minutos antes de servir.

Información nutricional por porción: Kcal: 64, Proteínas: 1.2g, Carbohidratos: 18.3g, Grasas: 0.1g

43.   Jugo de Arándanos y Pomelo

Ingredientes:

1 taza de arándanos

1 pomelo entero, sin piel

1 taza de palta, en cubos

1 manzana Roja Deliciosa pequeña, sin centro

1 cucharadita de extracto de menta

Preparación:

Poner los arándanos en un colador. Lavar bajo agua fría, colar y dejar a un lado.

Pelar el pomelo y dividirlo en gajos. Cortar cada gajo por la mitad y dejar a un lado.

Pelar la palta y cortarla por la mitad. Remover el carozo y cortar en cubos. Rellenar un vaso medidor y reservar el resto en la nevera.

Lavar la manzana y cortarla por la mitad. Remover el centro y trozar. Dejar a un lado.

Combinar los arándanos, pomelo, palta y manzana en una juguera, y pulsar. Transferir a un vaso y añadir el extracto de menta.

Refrigerar 5 minutos antes de servir.

Información nutricional por porción: Kcal: 436, Proteínas: 6.4g, Carbohidratos: 69.5g, Grasas: 23.2g

44.   Jugo de Limón y Papaya

Ingredientes:

1 limón grande, sin piel y por la mitad

1 taza de papaya, en trozos

1 manzana verde grande, sin centro

1 taza de cantalupo, en cubos

1 pepino grande

Preparación:

Pelar el limón y cortarlo por la mitad. Dejar a un lado.

Pelar la papaya y cortarla por la mitad. Remover las semillas y pulpa. Trozar y rellenar un vaso medidor. Refrigerar el resto. Dejar a un lado.

Lavar la manzana y remover el centro. Trozar y dejar a un lado.

Cortar el cantalupo por la mitad. Remover las semillas y pulpa. Cortar dos gajos y pelarlos. Trozar y dejar a un lado. Reservar el resto en la nevera.

Lavar el pepino y cortarlo en rodajas gruesas. Dejar a un lado.

Procesar el limón, papaya, manzana, cantalupo y pepino en una juguera. Transferir a un vaso y agregar algunos cubos de hielo antes de servir.

Información nutricional por porción: Kcal: 245, Proteínas: 5.5g, Carbohidratos: 72.8g, Grasas: 1.6g

45. Jugo de Col Rizada y Manzana

Ingredientes:

½ taza de col rizada fresca

1 manzana verde grande, sin centro

½ taza de semillas de granada

¼ cucharadita de jengibre, molido

3-4 hojas de menta fresca

Preparación:

Lavar la col rizada bajo agua fría. Colar y trozar. Dejar a un lado.

Lavar la manzana y cortarla por la mitad. Remover el centro y trozar. Dejar a un lado.

Cortar la parte superior de la granada y deslizar hacia las membranas blancas. Remover las semillas a un tazón pequeño. Dejar a un lado.

Combinar la col rizada, manzana y semillas de granada en una juguera, y pulsar. Transferir a un vaso y añadir el jengibre.

Agregar algunos cubos de hielo y cubrir con hojas de menta.

Información nutricional por porción: Kcal: 143, Proteínas: 6.2g, Carbohidratos: 41.2g, Grasas: 2.4g

46. Jugo de Naranja y Coco

Ingredientes:

1 naranja grande, sin piel

1 cucharadita de azúcar de coco pura

½ taza de calabaza, en trozos

2 rodajas de jengibre fresco

1 manzana Roja Deliciosa grande, sin piel ni centro

1 zanahoria grande, en rodajas

Preparación:

Pelar la naranja y dividirla en gajos. Dejar a un lado.

Pelar las rodajas de jengibre y trozarlo. Dejar a un lado.

Combinar 2 cucharadas de agua y el azúcar de coco en un tazón pequeño. Revolver y dejar reposar 5 minutos.

Pelar la calabaza y remover las semillas. Cortar en cubos y reservar el resto en la nevera.

Lavar la manzana y remover el centro. Trozar y dejar a un lado.

Lavar la zanahoria y cortarla en rodajas finas. Dejar a un lado.

Procesar la naranja, jengibre, calabaza, manzana y zanahoria en una juguera. Transferir a un vaso y añadir la mezcla de coco.

Agregar algunos cubos de hielo y servir inmediatamente.

Información nutricional por porción: Kcal: 314, Proteínas: 5.3g, Carbohidratos: 61g, Grasas: 1.2g

47.   Jugo Italiano de Vegetales

Ingredientes:

3 pepinos grandes

1 pimiento grande, sin semillas

2 tomates grandes, por la mitad

2 dientes de ajo, sin piel

1 lima grande, sin piel

¼ taza de cilantro fresco

Preparación:

Lavar el pepino y cortarlo en rodajas finas. Dejar a un lado.

Lavar el pimiento y cortarlo por la mitad. Remover las semillas y trozar. Dejar a un lado.

Lavar los tomates y trozarlos. Reservar el jugo. Dejar a un lado.

Pelar la lima y cortarla por la mitad. Dejar a un lado.

Lavar el cilantro y trozarlo. Dejar a un lado.

Combinar el pepino, pimiento, tomates, lima y cilantro en una juguera. Pulsar, transferir a un vaso y servir inmediatamente.

Información nutricional por porción: Kcal: 109, Proteínas: 6.4g, Carbohidratos: 38.5g, Grasas: 1.2g

48.   Jugo de Zanahoria y Pepino

Ingredientes:

1 zanahoria grande

1 pepino grande

1 taza de calabaza, en trozos

1 guayaba grande

1 naranja grande

1 cucharada de miel

Preparación:

Lavar la zanahoria y cortarla en rodajas finas. Dejar a un lado.

Pelar el pepino y cortarlo en rodajas finas. Dejar a un lado.

Pelar la calabaza y remover las semillas. Cortar en cubos y reservar el resto en la nevera.

Pelar la guayaba y trozarla. Dejar a un lado.

Combinar la zanahoria, pepino, calabaza, guayaba y naranja en una juguera, y pulsar.

Transferir a un vaso y añadir la miel.

Agregar hielo y servir inmediatamente.

Información nutricional por porción: Kcal: 266, Proteínas: 7.2g, Carbohidratos: 80.7g, Grasas: 1.4g

49.   Jugo de Limón y Banana

Ingredientes:

1 limón entero, sin piel

1 banana grande, en trozos

1 taza de frutillas, en trozos

1 taza de ananá, en trozos

1 cucharada de menta fresca, picada

Preparación:

Pelar el limón y cortarlo por la mitad. Dejar a un lado.

Pelar la banana y trozar. Dejar a un lado.

Lavar las frutillas y remover las ramas. Trozar y rellenar un vaso medidor. Reservar el resto en la nevera.

Cortar la parte superior del ananá y pelarlo. Cortar en rodajas finas. Rellenar un vaso medidor y reservar el resto.

Combinar el limón, banana, frutillas y ananá en una juguera. Pulsar, transferir a un vaso y añadir la menta.

Agregar algunos cubos de hielo y servir inmediatamente.

Información nutricional por porción: Kcal: 224, Proteínas: 4.1g, Carbohidratos: 69.4g, Grasas: 1.3g

50.   Jugo de Pimiento y Albahaca

Ingredientes:

2 pimientos rojos grandes, en trozos

1 taza de albahaca fresca, en trozos

3 remolachas grandes, recortadas

1 lima grande, sin piel y por la mitad

1 taza de lechuga roja, en trozos

1 pepino grande

Preparación:

Lavar los pimientos y cortarlos por la mitad. Remover las semillas y trozar. Dejar a un lado.

Lavar la remolacha y recortar las partes verdes. Trozar y dejar a un lado.

Pelar la lima y cortarla por la mitad. Dejar a un lado.

Combinar la albahaca y lechuga roja en un colador grande, y lavar bajo agua fría. Colar y trozar. Dejar a un lado.

Lavar el pepino y cortarlo en rodajas finas. Dejar a un lado.

Procesar los pimientos, albahaca, remolacha, lima, lechuga roja y pepino en una juguera. Transferir a vasos y agregar algunos cubos de hielo.

Servir inmediatamente.

Información nutricional por porción: Kcal: 208, Proteínas: 10.5g, Carbohidratos: 59.2g, Grasas: 1.9g

51.   Jugo de Lima y Albahaca

Ingredientes:

½ taza de albahaca fresca

1 lima grande, sin piel

½ taza de Acelga

2 manzanas verdes, sin centro

¼ taza de menta fresca

Preparación:

Combinar la albahaca, acelga y menta en un colador grande, y lavar bajo agua fría. Colar y trozar. Dejar a un lado.

Pelar la lima y cortarla por la mitad. Dejar a un lado.

Lavar las manzanas y cortarlas por la mitad. Remover el centro y trozar. Dejar a un lado.

Combinar la albahaca, acelga, menta, lima y manzanas en una juguera. Pulsar.

Transferir a un vaso y añadir algunos cubos de hielo, o refrigerar hasta usar.

Información nutricional por porción: Kcal: 114, Proteínas: 2.3g, Carbohidratos: 30.4g, Grasas: 0.2g

52. Jugo de Rábano y Remolacha

Ingredientes:

3 rábanos grandes, en trozos

2 tazas de verdes de remolacha, en trozos

2 puerros grandes, en trozos

1 taza de verdes de ensalada, en trozos

1 pepino grande

½ cucharadita de Sal Himalaya

¼ cucharadita de Pimienta cayena, molida

3 onzas de agua

Preparación:

Lavar los rábanos y recortar las partes verdes. Cortar por la mitad y dejar a un lado.

Combinar los verdes de remolacha y verdes de ensalada en un colador. Lavar bajo agua fría, colar y dejar a un lado.

Lavar los puerros y trozarlos. Dejar a un lado.

Lavar el pepino y cortarlo en rodajas gruesas. Dejar a un lado.

Combinar los rábanos, verdes de remolacha, puerros, verdes de ensalada y pepino en una juguera, y pulsar.

Transferir a vasos y añadir la sal, pimienta cayena y agua.

Refrigerar 10 minutos antes de servir.

Información nutricional por porción: Kcal: 148, Proteínas: 7.6g, Carbohidratos: 42.3g, Grasas: 1.2g

53. Jugo de Zanahoria y Berro

Ingredientes:

2 zanahorias grandes, en rodajas

½ taza de berro, en trozos

1 taza de ananá, en trozos

1 limón grande, sin piel

¼ cucharadita de raíz de jengibre fresca, molida

Preparación:

Lavar y pelar las zanahorias. Cortar en rodajas finas y dejar a un lado.

Lavar el berro bajo agua fría. Colar y trozar. Rellenar un vaso medidor y reservar el resto.

Cortar la parte superior del ananá y pelarlo. Trozar y rellenar un vaso medidor. Reservar el resto del ananá en la nevera.

Pelar el limón y cortarlo por la mitad. Dejar a un lado.

Combinar las zanahorias, berro, ananá y limón en una juguera. Pulsar, transferir a un vaso y añadir el jengibre.

Agregar hielo y servir.

Información nutricional por porción: Kcal: 101, Proteínas: 3.1g, Carbohidratos: 34.2g, Grasas: 1.1g

54.   Jugo de Ananá y Naranja

Ingredientes:

1 taza de trozos de ananá

1 naranja grande, sin piel ni gajos

1 taza de palta, en cubos

1 pepino grande, en rodajas

2 onzas de agua

Preparación:

Cortar la parte superior del ananá y pelarlo. Trozar, y reservar el resto en la nevera.

Pelar la naranja y dividirla en gajos. Dejar a un lado.

Pelar la palta y cortarla por la mitad. Remover el carozo y cortar en cubos. Rellenar un vaso medidor y reservar el resto en la nevera.

Lavar el pepino y cortarlo en rodajas gruesas. Dejar a un lado.

Combinar el ananá, naranja, ´palta y pepino en una juguera, y pulsar.

Transferir a vasos y añadir el agua. Agregar algunos cubos de hielo y servir inmediatamente.

Información nutricional por porción: Kcal: 375, Proteínas: 7.5g, Carbohidratos: 66.6g, Grasas: 22.15g

55.   Jugo de Tomate y Verdes de Mostaza

Ingredientes:

1 tomate Roma mediano, en trozos

1 taza de verdes de mostaza, en trozos

2 tazas de Lechuga romana, en trozos

1 taza de perejil, en trozos

1 pepino entero, en rodajas

¼ cucharadita de cúrcuma, molida

¼ cucharadita de sal

Preparación:

Lavar el tomate y ponerlo en un tazón. Trozar y reservar el jugo. Dejar a un lado.

Combinar los verdes de mostaza, lechuga y perejil en un colador grande. Lavar y colar. Trozar y dejar a un lado.

Lavar el pepino y cortarlo en rodajas finas. Dejar a un lado.

Combinar el tomate, verdes de mostaza, lechuga, perejil y pepino en una juguera, y pulsar. Transferir a un vaso y añadir la cúrcuma, sal y jugo de tomate reservado.

Refrigerar 5 minutos antes de servir.

Información nutricional por porción: Kcal: 85, Proteínas: 7.6g, Carbohidratos: 25.3g, Grasas: 1.6g

56.   Jugo de Durazno y Granada

Ingredientes:

2 duraznos grandes, sin carozo

1 taza de semillas de granada

5 ciruelas grandes, sin carozo

1 zanahoria grande

Preparación:

Lavar las ciruelas y duraznos, y cortarlos por la mitad. Remover los carozos y dejar a un lado.

Cortar la parte superior de la granada y deslizar hacia las membranas blancas. Remover las semillas a un tazón pequeño. Dejar a un lado.

Lavar la zanahoria y trozarla. Dejar a un lado.

Combinar las ciruelas, duraznos, semillas de granada y zanahoria en una juguera, y pulsar.

Transferir a vasos y refrigerar 10 minutos antes de servir.

Información nutricional por porción: Kcal: 326, Proteínas: 7.6g, Carbohidratos: 94.2g, Grasas: 3.1g

57.   Jugo de Remolacha y Lima

Ingredientes:

1 cabeza de coliflor pequeña, en trozos

2 remolachas grandes, recortadas

1 lima grande, sin piel y por la mitad

2 rábanos grandes, en trozos

¼ cucharadita de Sal Himalaya

3 onzas de agua

Preparación:

Lavar la remolacha y rábanos. Recortar las partes verdes y trozar. Dejar a un lado.

Pelar la lima y cortarla por la mitad. Dejar a un lado.

Recortar las hojas externas de la coliflor. Lavar y trozar. Dejar a un lado.

Combinar la remolacha, lima, coliflor y rábanos en una juguera. Transferir a vasos y añadir la sal y agua.

Agregar algunos cubos de hielo y servir inmediatamente.

Información nutricional por porción: Kcal: 135, Proteínas: 9.3g, Carbohidratos: 41g, Grasas: 1.2g

58.   Jugo de Melón y Manzana

Ingredientes:

1 gajo grande de melón dulce

1 manzana Granny Smith pequeña, sin centro

2 tazas de arándanos

1 onza de agua de coco

1 cucharadita de extracto de vainilla

1 cucharada de menta, picada

Preparación:

Cortar el melón por la mitad. Remover las semillas y lavarlo. Cortar un gajo grande, pelarlo y cortarlo en cubos. Dejar a un lado.

Lavar la manzana y cortarla por la mitad. Remover el centro y trozar. Dejar a un lado.

Poner los arándanos en un colador grande. Lavar bajo agua fría y colar. Dejar a un lado.

Combinar el melón dulce, manzana y arándanos en una juguera. Pulsar.

Transferir a un vaso y añadir el agua de coco, extracto de vainilla y menta. Agregar hielo picado y servir inmediatamente.

Información nutricional por porción: Kcal: 263, Proteínas: 3.7g, Carbohidratos: 77.1g, Grasas: 1.5g

59. Jugo de Pomelo y Romero

Ingredientes:

3 pomelos grandes, sin piel

3 naranjas grandes, sin piel

1 limón grande, sin piel

½ cucharadita de romero fresco

Preparación:

Pelar el pomelo y naranjas. Trozarlos y dejar a un lado.

Pelar el limón y cortarlo por la mitad. Dejar a un lado.

Combinar los ingredientes en una juguera, y pulsar. Transferir a vasos y añadir cubos de hielo.

Rociar con romero fresco y servir inmediatamente.

Información nutricional por porción: Kcal: 140, Proteínas: 3.4g, Carbohidratos: 37.6g, Grasas: 0.1g

60.   Jugo de Zanahoria y Limón

Ingredientes:

3 zanahorias grandes

1 limón grande, sin piel

1 taza de frijoles verdes

1 taza de col rizada fresca, en trozos

1 pepino grande

1 cucharada de miel, raw

Preparación:

Lavar las zanahorias y cortar en rodajas gruesas. Dejar a un lado.

Pelar el limón y cortarlo por la mitad. Dejar a un lado.

Lavar la col rizada bajo agua fría, colar y dejar a un lado.

Lavar los frijoles verdes y ponerlos en una olla mediana. Agregar agua hasta cubrir y remojar por 2 horas. Dejar a un lado.

Procesar las zanahorias, limón, frijoles verdes, col rizada y pepino en una juguera.

Transferir a un vaso y añadir la miel. Refrigerar 5 minutos y servir.

Información nutricional por porción: Kcal: 239, Proteínas: 9.4g, Carbohidratos: 50g, Grasas: 1.8g

61.   Jugo de Lima y Remolacha

Ingredientes:

2 limas grandes, sin piel

1 taza de verdes de remolacha, en trozos

2 pepinos grandes, sin piel

1 taza de kale, en trozos

1 taza de perejil, en trozos

1 cucharada de jarabe de arce

½ taza de agua de coco pura, sin endulzar

Preparación:

Pelar las limas y cortarlas en cuartos.

Lavar los verdes de remolacha y trozar.

Lavar los pepinos y cortarlos en rodajas gruesas. Ponerlos en un tazón mediano y dejar a un lado.

Combinar el perejil y col rizada en un colador, y lavar bajo agua fría. Trozar y añadir al tazón.

Procesar las limas, verdes de remolacha, pepino, col rizada y perejil en una juguera. Transferir a vasos y añadir el jarabe de arce y agua de coco.

Agregar hielo y servir inmediatamente.

Información nutricional por porción: Kcal: 139, Proteínas: 10.6g, Carbohidratos: 42.2g, Grasas: 1.9g

62.   Jugo de Manzana y Naranja

Ingredientes:

1 manzana roja mediana, sin centro

1 naranja grande, sin piel

2 duraznos grandes, en trozos

1 nudo de jengibre, 1 pulgada

2 onzas de agua

Preparación:

Lavar la manzana y remover el centro. Trozar y dejar a un lado.

Pelar la naranja y dividirla en gajos. Dejar a un lado.

Lavar los duraznos y cortarlos por la mitad. Remover los carozos y trozar. Dejar a un lado.

Pelar la raíz de jengibre y dejar a un lado.

Procesar la manzana, naranja, duraznos y jengibre en una juguera. Transferir a un vaso y añadir el agua.

Agregar hielo o refrigerar antes de servir.

Información nutricional por porción: Kcal: 294, Proteínas: 5.6g, Carbohidratos: 85.8g, Grasas: 1.5g

63.   Jugo de Espárragos y Brócoli

Ingredientes:

4 varas medianas de espárragos, recortadas

1 brócoli grande

1 manzana verde grande, sin centro

3 tallos de apio grandes

Un puñado de perejil fresco

Preparación:

Lavar los espárragos y recortar las puntas. Trozar y dejar a un lado.

Lavar los tallos de apio y brócoli. Trozar y dejar a un lado.

Lavar la manzana y remover el centro. Trozar y dejar a un lado.

Lavar el perejil y picarlo. Poner en un tazón pequeño y añadir aceite de oliva. Dejar reposar 5 minutos.

Procesar los espárragos, brócoli, manzana y apio en una juguera. Transferir a vasos y añadir el perejil y aceite. Puede rociar con sal a gusto.

Servir inmediatamente.

Información nutricional por porción: Kcal: 134, Proteínas: 7.3g, Carbohidratos: 45.9g, Grasas: 1.7g

64.   Jugo de Mango y Manzana

Ingredientes:

1 taza de trozos de mango

1 manzana verde mediana, sin centro

1 taza de arándanos agrios

1 gajo grande de melón dulce, en trozos

1 taza de menta fresca

½ taza de agua caliente

Preparación:

Pelar y trozar el mango. Dejar a un lado.

Lavar la manzana y remover el centro. Trozar y dejar a un lado.

Poner los arándanos agrios en un colador, y lavar bajo agua fría. Colar y dejar a un lado.

Cortar el melón dulce por la mitad. Remover las semillas, cortar gajos grandes y pelarlos. Trozar y poner en un tazón. Reservar el resto en la nevera.

Combinar la menta con agua caliente y dejar reposar 5 minutos.

Procesar el mango, manzana, arándanos agrios, melón y menta en una juguera. Transferir a vasos y añadir el agua de la menta. Refrigerar 5 minutos antes de servir.

Información nutricional por porción: Kcal: 261, Proteínas: 4.3g, Carbohidratos: 79.1g, Grasas: 1.5g

65. Jugo de Arándanos y Albahaca

Ingredientes:

1 taza de moras

1 taza de arándanos

1 taza de albahaca fresca

1 remolacha grande, recortada

2 onzas de agua de coco

Preparación:

Combinar las moras y arándanos en un colador, y lavar bajo agua fría. Dejar a un lado.

Lavar la albahaca y trozarla con las manos.

Lavar la remolacha y recortar las puntas. Trozar y dejar a un lado.

Combinar los arándanos, albahaca, moras y remolacha en una juguera, y pulsar.

Transferir a vasos y añadir el agua de coco.

Agregar hielo y servir inmediatamente.

Información nutricional por porción: Kcal: 142, Proteínas: 5.2g, Carbohidratos: 44.8g, Grasas: 1.5g

66.   Jugo de Berro y Albahaca

Ingredientes:

1 taza de berro, en trozos

1 taza de albahaca, en trozos

5 tomates ciruelas, por la mitad

1 pimiento verde grande

1 pepino grande

Un puñado de espinaca

Preparación:

Combinar el berro, albahaca y espinaca en un colador. Lavar bajo agua fría, colar y romper con las manos. Dejar a un lado.

Lavar los tomates ciruela y ponerlos en un tazón. Cortarlos por la mitad y reservar el jugo. Dejar a un lado.

Lavar el pimiento verde y cortarlo por la mitad. Remover las semillas y trozar. Dejar a un lado.

Lavar el pepino y cortarlo en rodajas gruesas. Dejar a un lado.

Procesar el berro, albahaca, tomates ciruela, espinaca, pimiento verde y pepino en una juguera. Transferir a un vaso y añadir la sal y agua.

Agregar hielo y servir.

Información nutricional por porción: Kcal: 112, Proteínas: 8.5g, Carbohidratos: 32.7g, Grasas: 1.5g

67.   Jugo de Naranja y Calabaza

Ingredientes:

1 naranja grande, sin piel

¼ cucharadita de especia de pastel de calabaza

2 zanahorias grandes

1 batata pequeña, sin piel

2 manzanas medianas, sin centro

Preparación:

Pelar la naranja y dividirla en gajos. Cortar cada gajo por la mitad y dejar a un lado.

Lavar las zanahorias y trozar.

Combinar los ingredientes en una juguera, y pulsar.

Transferir a un vaso y añadir algunos cubos de hielo.

Rociar con especia de pastel de calabaza y servir.

Información nutricional por porción: Kcal: 147, Proteínas: 2.1g, Carbohidratos: 35.4g, Grasas: 0.1g

OTROS TITULOS DE ESTE AUTOR

70 recetas De Comidas Efectivas Para Prevenir Y Resolver Sus Problemas De Sobrepeso: Queme Calorías Rápido Usando Dietas Apropiadas y Nutrición Inteligente

Por

Joe Correa CSN

48 Recetas De Comidas Para Eliminar El Acné: ¡El Camino Rápido y Natural Para Reparar Sus Problemas de Acné En 10 Días O Menos!

Por

Joe Correa CSN

41 Recetas De Comidas Para Prevenir el Alzheimer: ¡Reduzca El Riesgo de Contraer La Enfermedad de Alzheimer De Forma Natural!

Por

Joe Correa CSN

70 Recetas De Comidas Efectivas Para El Cáncer De Mama: Prevenga Y Combata El Cáncer De Mama Con una Nutrición Inteligente y Alimentos Poderosos

Por

Joe Correa CSN

www.ingramcontent.com/pod-product-compliance
Lightning Source LLC
Chambersburg PA
CBHW030252030426
42336CB00009B/358